DU DERNIER OUVRAGE DE M. FLOURENS

INTITULÉ

DE LA LONGÉVITÉ HUMAINE

ET

DE LA QUANTITÉ DE VIE SUR LE GLOBE;

PAR LE Dr ALPH. MILCENT.

Au milieu de tant de travaux inspirés, depuis la fin du dernier siècle, par des doctrines matérialistes, dans le domaine des sciences naturelles, on distingue avec joie ceux d'un savant de premier ordre, disciple et continuateur de Cuvier, nourri des principes élevés d'une philosophie spiritualiste, et qu'éclaire, dans l'étude de l'homme et des animaux, la lumière de la tradition chrétienne.

Tout le monde sait déjà que nous voulons parler de M. Flourens. Sa haute position scientifique, son double titre de membre de l'Institut, les fonctions éminentes qu'il remplit à l'Académie des sciences, ses cours du Jardin des Plantes, et l'enseignement dont il vient d'être chargé au Collége de France, recommandent sans doute à notre attention tout ce qui sort de sa plume; mais ce qui lui donne à notre estime des titres plus sérieux, ce sont ses travaux, tous marqués au coin du bon goût et du bon sens, et qui, dans leur briéveté, je dirais volontiers dans leur *sobriété*, contiennent la substance d'un grand nombre de bonnes, de saines idées, et sont presque toujours l'irréprochable expression d'une doctrine scientifique droite, sûre et vraie.

Nous ne voulons aujourd'hui rendre compte que de son dernier ouvrage, qui a fait une certaine sensation, plus encore peut-être dans le monde, et nous en dirons bientôt les motifs, que parmi les savants. Cet ouvrage, sous un titre assez bien trouvé pour piquer la curiosité publique, mais insuffisant quant au nombre et à l'importance des questions agitées, nous paraît avoir pour but principal de vulgariser les idées traditionnelles, acceptées et persévéramment défendues par l'auteur, particulièrement sur la fixité et la perpétuité des espèces animales, et sur la conformité du récit de Moïse et des Livres Saints avec les *Monuments de la nature*.

La lutte que soutient M. Flourens contre l'école qui nie les espèces et tous les grands principes en Histoire naturelle, et qu'on peut appeler l'école de la *confusion*, a trop d'analogie avec celle que soutient ce journal; nous avons, avec le savant commentateur de Buffon et de Cuvier, trop de principes communs, pour que nous n'ayons pas compris et que nous ne fassions pas ressortir l'idée dominante de son livre et ses conclusions les plus sérieuses.

I.

De la Longévité humaine.

On nous pardonnera de n'attacher qu'une importance secondaire à cette première partie de l'ouvrage, on nous pardonnera de faire nos réserves touchant certaines vues nouvelles, mais peut-être (contre les sages habitudes du savant physiologiste), un peu hasardées, qui ont surtout frappé le vulgaire, excité sa curiosité et flatté ses désirs naturels.

Cette juste part une fois faite à la critique, nous n'aurons plus qu'à donner à cet excellent ouvrage l'assentiment le plus complet et à lui rendre le sincère hommage de nos éloges.

Ce qui a fait surtout, il faut bien le reconnaître, le succès de ce livre, c'est moins la partie sérieuse et peu remarquée, sur laquelle nous appellerons précisément l'attention, que l'espoir trop généreusement et surtout trop gratuitement donné, par l'auteur à ses semblables, de prolonger leur vie bien au delà de ses limites ordinaires. M. Flourens, comme il le dit lui-même, ouvre à l'homme « de grandes espérances : un siècle de *vie normale* et jusqu'à deux siècles de *vie extrême;* et tout cela à une simple condition, mais qui est rigoureuse : celle d'une bonne conduite, d'une existence toujours occupée, du travail, de l'étude, de la modération, de la *sobriété* en toutes choses. »

M. Flourens n'en oublie qu'une : *les maladies*, qui, la plupart du temps, rendent inutiles tous les effets de la modération et de la sobriété; la sobriété et la modération sont des vertus bien précieuses sans doute, elles concourent puissamment à la conservation de la santé; mais, si elles sont la condition presque indispensable d'une longue vie, elles n'en sont pas l'infaillible garant.

« L'homme, dit M. Flourens, veut d'abord la santé, il veut ensuite une longue vie..... » M. Flourens connaît les goûts de l'espèce humaine; ne les a-t-il pas un peu flattés? « L'homme veut ces deux biens (santé et longue vie), et puisqu'il les veut, il faut lui dire sans cesse que c'est *de lui qu'ils dépendent.* »

Ne semblerait-il pas que l'homme n'est malade et ne meurt que par sa faute?

« La durée normale de la vie de l'homme est d'un siècle, » soit; mais alors rien n'est plus rare que la vie normale, et rien n'est moins normal que la vie commune; en effet la vie moyenne ne dépasse guère, d'après les statistiques les plus justement accréditées, l'âge de trente-cinq ans[1].

---

1. A cause de l'effroyable mortalité des premières années de la vie. En France sur un million d'enfants qui naît chaque année, la moitié environ sont

Ce système d'un accroissement de la vie humaine si considé-
rable et si facile à obtenir constitue une théorie pleine d'attrait
pour les gens du monde, mais pleine aussi d'illusions.

Pour appuyer ce système il a fallu imaginer une autre théorie
non moins séduisante que la précédente, et qui n'en est que le
corollaire ; elle consiste dans la prolongation de chacun des âges
de la vie, un peu au delà, nous semble–t–il, de sa durée
réelle.

« Il n'est pas facile de déterminer la durée précise de chacun
de ces âges.

« Je propose, toutefois, les données suivantes : pour la première enfance, de la naissance à dix ans, c'est l'enfance proprement dite ; et, pour la seconde, de dix à vingt, c'est l'adolescence ; pour la première jeunesse, de vingt à trente, et, pour la
seconde, de trente à quarante ; pour le premier âge viril, de
quarante à cinquante-cinq, et, pour le second, de cinquante-cinq
à soixante–dix... A soixante-dix ans commence la première
vieillesse, qui s'étend jusqu'à quatre-vingt–cinq ; et à quatre-
vingt-cinq commence la seconde et dernière vieillesse. »

M. Flourens prolonge la durée de la première enfance jusqu'à
dix·ans parce que c'est à cet âge que se termine la deuxième den-
tition, et ce qu'on pourrait appeler la période dentaire ; l'adolescence jusqu'à vingt ans, parce que ce n'est qu'à vingt ans que se
termine l'accroissement en longueur par suite de la réunion du
corps des os à leurs épiphyses ; la jeunesse jusqu'à quarante ans,
parce que ce n'est que vers cet âge que se termine l'accroissement
du corps en grosseur. Passé quarante ans, suivant l'auteur, le
corps ne grossit plus, à proprement parler ; il n'augmente de
volume qu'en se chargeant de graisse.

Si les caractères physiologiques de l'adolescence et de la jeunesse sont l'accroissement, en longueur pour la première, en

morts avant d'avoir atteint l'âge de douze ans (Voy. l'*Annuaire du bureau des
longitudes*).

largeur pour la seconde, le caractère physiologique de l'âge viril est « ce travail intérieur, profond, qui agit dans le tissu le plus intime de nos parties, et qui, rendant toutes ces parties plus achevées, plus fermes, rend aussi toutes les fonctions plus assurées et l'organisme entier plus complet.

« Ce dernier travail, que j'appelle travail d'*invigoration*, se fait de quarante à cinquante-cinq ans ; et, une fois fait, il se maintient ensuite plus ou moins jusqu'à soixante-cinq ou soixante-dix. »

Quant à la vieillesse, son caractère physiologique, c'est la *diminution progressive du fonds disponible des forces que la jeunesse a en réserve*, de ces forces que les anciens physiologistes appelaient *vires in posse*, en opposition aux *vires in actu*.

« Tant que le vieillard n'emploie que ses forces *agissantes*, il ne s'aperçoit point qu'il ait rien perdu : pour peu qu'il dépasse la limite de ces forces usuelles et agissantes, il se sent fatigué, épuisé ; il sent qu'il n'a plus les ressources cachées, les forces réservées et surabondantes de la jeunesse. »

En admettant la réalité de ces caractères physiologiques des différents âges de la vie, la durée de ces diverses périodes n'est-elle pas exagérée ? Peut-on dire que la première vieillesse ne commence qu'après soixante-dix ans ? Ne semble-t-il pas, en vérité, que M. Flourens ait réalisé le mot de Buffon et qu'il ait fait de la vieillesse « un préjugé » ; ce qui ne l'empêche pas d'avoir pour elle une grande prédilection, de lui accorder une prééminence morale et intellectuelle sur l'adolescence, la jeunesse et même l'âge viril [1], et de lui consacrer quelques lignes charmantes que nous ne pouvons passer sous silence : « Je voudrais que ce livre pût apprendre à tous les hommes le respect *nécessaire de la vieillesse :* au jeune homme, qui ne s'instruira jamais plus qu'auprès des vieillards illustres ; à l'homme d'un

---

1. Ce qui, par parenthèse, paraît être en contradiction avec la théorie de la *diminution des forces réservées*, à moins que M. Flourens ne fasse une exception pour les *facultés intellectuelles.*

âge mûr qui comptera bientôt, par un regret amer, le moment présent, perdu pour une action utile ; au vieillard, qui ne peut voir, sans orgueil, honoré en lui l'âge après lequel il n'en est plus d'autre en ce moude, l'âge où l'âme se sent plus près de Dieu, l'âge saint de la vie. »

Qu'on ne croie pas, du reste, que nous exagérions l'importance que M. Flourens attache à son système sur la longévité humaine.

« Il y aura bientôt une quinzaine d'années, dit-il, que j'ai commencé une suite de recherches sur la loi physiologique de la durée de la vie, soit dans l'homme, soit dans quelques-uns de nos animaux domestiques. Le résultat le plus frappant de ce travail, ainsi qu'on le verra tout à l'heure, est celui-ci, savoir : que la durée normale de la vie de l'homme est d'un siècle.

« Une *vie séculaire*, voilà donc ce que la Providence a voulu donner à l'homme. Peu d'hommes, il est vrai, arrivent à ce grand terme ; mais aussi combien peu d'hommes font-ils ce qu'il faudrait faire pour y arriver ? Avec nos mœurs, nos passions, nos misères, l'homme ne meurt pas, il se tue. »

Comment un esprit aussi éminent peut-il ne pas tenir un compte plus sérieux de la *souffrance*, *des maladies*, et de la fatalité de leurs effets qui pèse sur l'homme, depuis sa chute, d'un poids plus lourd encore que ses passions.

Il a pourtant dit ailleurs : « la plupart des hommes meurent de maladie ; très-peu meurent de veillesse proprement dite. »

« L'homme qui ne meurt pas de maladies accidentelles, a dit Buffon, vit partout quatre-vingt-dix ou cent ans. » Buffon, comme on le voit, ne parle que de l'homme qui meurt de vieillesse, et chacun sait combien est rare ce genre de mort. Que M. Flourens nous permette de le lui dire ; il nous semble avoir pris l'exception pour la règle. Ne sont-ce pas des faits tout exceptionnels, de véritables curiosités que ces *cas rares* de longévité extrême qu'il emprunte à Haller : ce physiologiste a ras-

semblé, en effet, un grand nombre d'exemples de longues vies : il
en « compte plus de mille de cent à cent dix ans; soixante, de
cent dix à cent vingt; vingt-neuf, de cent vingt à cent trente;
quinze, de cent trente à cent quarante; six, de cent quarante à
cent cinquante; un de cent soixante-neuf. »

Ces exceptions prouvent simplement jusqu'où peut se prolonger la vie humaine. Elles sont comme des vestiges de la longévité si extraordinaire des premiers âges de la terre. « Haller
et Buffon, dit M. Flourens, admettent tous deux la possibilité
des *longues vies* d'avant le déluge. » Telle est, en effet, toute la
portée de ces exemples d'une prolongation exceptionnelle de la
vie jusqu'à des limites qu'il ne dépend pas de l'homme de pouvoir atteindre, dans la condition présente où il se trouve.

Mais nous voici bientôt arrivés avec M. Flourens sur un terrain
plus solide, et nous allons le suivre avec plaisir et sans réserve
dans les voies sûres et sereines où il va bientôt s'engager.

« Tout, dit-il, dans l'économie animale, est soumis à des lois
fixes.

« Chaque espèce a sa taille distincte : le *chat* et le *tigre* sont
deux espèces très-voisines, très-semblables par leur organisation
tout entière; cependant le *chat* garde toujours sa taille de *chat*,
et le *tigre* sa taille de *tigre*.

« Chaque espèce à sa durée déterminée de *gestation*. Dans
l'espèce du *lapin*, la gestation dure trente jours; dans celle du
cochon d'Inde, soixante; la *chatte* porte cinquante-six jours; la
chienne, soixante-quatre; la *lionne*, cent huit, etc., etc.

« Nous verrons tout à l'heure que chaque espèce a sa durée
particulière d'*accroissement*.

« Comment donc, si toutes ces choses : la taille, la gestation,
l'accroissement, etc., ont leur durée réglée et marquée, la *vie*
n'aurait-elle pas aussi la sienne ? »

« La durée totale de la vie, avait dit Buffon, peut se mesurer,
en quelque façon, par celle du temps de l'accroissement. »

Si l'on vérifie ce rapport entrevu par Buffon par l'observation des phases successives de la vie des animaux, on trouve qu'il est vrai.

« Le vrai problème, le problème physiologique, dit M. Flourens, est posé; il s'agit de savoir combien de fois la durée de l'accroissement se trouve comprise dans la durée de la vie. Une seule chose manque à Buffon, c'est d'avoir connu le signe certain qui marque le terme de l'accroissement (en longueur).

« Je trouve ce signe dans la réunion des os à leurs épiphyses.

« Elle se fait, dans le chameau, à huit ans; dans le cheval, à cinq; dans le bœuf, à quatre; dans le lion, à quatre; dans le chien, à deux; dans le chat, à dix-huit mois; dans le lapin, à douze; dans le cochon d'Inde à sept, etc., etc.

« Or, l'homme vit quatre-vingt-dix ou cent ans; le chameau en vit quarante, le cheval vingt-cinq, le bœuf de quinze à vingt; le lion vit environ vingt ans, le chien de dix à douze, le chat de neuf à dix; le lapin vit huit ans, le cochon d'Inde de six à sept, etc., etc.

« Le rapport, indiqué par Buffon, touchait donc de bien près au rapport réel. Buffon dit que chaque animal vit à peu près six ou sept fois autant de temps qu'il en met à croître. Le rapport supposé était donc six ou sept; et le rapport réel est cinq, ou à fort peu près.

« L'homme est vingt ans à croître, et il vit (*ne vaudrait-il pas mieux dire : il peut vivre*) cinq fois vingt ans, c'est-à-dire cent ans (*ou près de cent ans*); le chameau est huit ans à croître, et il vit cinq fois huit ans, c'est-à-dire quarante ans; le cheval est cinq ans à croître, et il vit cinq fois cinq ans, c'est-à-dire vingt-cinq ans, et ainsi des autres.

« Nous avons donc enfin un caractère précis, et qui nous donne d'une manière sûre la durée de l'accroissement : la durée de l'accroissement nous donne la durée de la vie. Tous les phénomènes de la vie tiennent les uns aux autres par une chaîne de rapports suivis : la durée de la vie est donnée par la durée de l'accroissement; la durée de l'accroissement est donnée par la durée de la gestation ; la durée de la gestation, par la grandeur de la taille, etc., etc. Plus l'animal est grand, plus la gestation se prolonge. »

Malgré la distance qui sépare l'homme des animaux, ces rapports nouveaux, sinon définitivement fixés, du moins indiqués avec une rare sagacité par le savant physiologiste, nous paraissent offrir un haut intérêt.

On y trouve, entre autres résultats, la mesure de la durée *physiologique* de la vie humaine. M. Flourens nous permettra de dire *physiologique* et non pas *ordinaire*, comme il le dit. En effet, si l'homme *peut* vivre cent ans, si c'est la mesure physiologique de sa vie, ce n'en est pas la mesure ordinaire, car on ne peut pas dire que l'état physiologique (bien moins encore pour l'homme que pour les animaux), soit l'état habituel. Si donc la santé parfaite est une fiction, si la souffrance et la maladie jouent un si grand rôle dans l'existence humaine, il nous semble que la « *vie ordinaire* » de l'homme n'est pas d'un siècle, à plus forte raison d'un siècle et demi, bien que telle puisse être sa durée *physiologique* [1].

---

1. Dans l'avertissement d'une 2ᵉ édition qui nous tombe entre les mains, M. Flourens semble reconnaître qu'il a été un peu trop loin et sous le rapport de la longévité et quant à la prééminence morale et intellectuelle qu'il accorde à la vieillesse. Sous le dernier rapport, voici, en partie, son gracieux correctif. « Je n'oublie pas le charme heureux des premiers âges..... que la jeunesse si riche d'avenir se persuade bien que chaque âge de la vie demande un développement régulier et complet, que chaque âge a ses bienfaits réservés à ceux qui savent le respecter; qu'elle se garde surtout de renoncer à ces douces et nobles vertus dont Vauvenargues a dit : « Les premiers jours du printemps « ont moins de grâce que les vertus naissantes d'un jeune homme.»

II.

Le livre de M. Flourens est semé de digressions pleines
d'attrait. Ne pouvant les citer toutes, j'en prends une des plus
intéressantes. Saisissant assez volontiers l'occasion de railler les
philosophes, il rappelle cet absurde engouement de ceux du
dernier siècle pour la vie sauvage. Cet état qui, loin d'être l'état
primitif de l'homme, ne paraît que le dernier degré de l'abaisse-
ment où il puisse tomber, cet état semblait alors si parfait,
qu'on voulait « y rattacher tous les avantages, et particulièrement le plus estimé de tous, celui de la longue vie. »

Citons en entier cet excellent passage :

« Jean-Jacques Rousseau s'écria qu'il fallait *arracher les
pieux, combler les fossés*, et revenir bien vite à la condition des
bêtes, qui *ne craignent que la douleur et la faim*. Diderot et
Jean-Jacques Rousseau en dirent bien d'autres. On peut du
moins citer ce que disait Buffon :

« Un sauvage absolument sauvage, tel que l'enfant élevé avec
« les ours dont parle Connor, le jeune homme trouvé dans les
« forêts de Hanovre, etc., seraient un spectacle curieux pour un
« philosophe : il pourrait, en observant son sauvage, évaluer
« au juste la force des appétits de la nature ; il y verrait l'âme à
« découvert, il en distinguerait tous les mouvements naturels,
« et peut-être y reconnaîtrait-il plus de douceur, de tranquillité
« et de calme que dans la sienne, peut-être verrait-il clairement
« que la vertu appartient à l'homme sauvage plus qu'à l'homme
« civilisé, et que le vice n'a pris naissance que dans la so-
« ciété ? »

« J'ai d'abord à faire remarquer que les prétendus sauvages
dont parle Buffon étaient tout simplement des idiots. Blumem-
bach a éclairci l'histoire du *jeune homme trouvé dans les forêts
de Hanovre* : c'était un jeune sourd-muet qui avait été chassé de
la maison paternelle par une marâtre.

« *L'enfant élevé avec les ours*, dont parle Connor, l'auteur fameux de la *Médecine mystique*, n'avait (c'est Connor lui-même qui nous le dit) ni *raison*, ni *langage*, ni même *voix humaine* : *Neque rationis, neque loquelæ, imo neque vocis humanæ usu gaudebat.* Comment Buffon aurait-il pu *voir à découvert* l'âme de ce pauvre enfant ?

« Tout cela n'a pas empêché Condillac de faire de longs raisonnements sur l'*enfant* dont parle Connor : « Un enfant élevé « parmi les ours imiterait, dit Condillac, les ours en tout, au- « rait un cri à peu près semblable au leur, et se traînerait sur « les pieds et sur les mains. Nous sommes si fort portés à l'imi- « tation que peut-être un Descartes à sa place n'essayerait pas « seulement de marcher sur ses pieds. »

« Condillac va trop loin. Ici l'imitation n'a que faire : l'attitude, dans chaque espèce, ne dépend que de la conformation; l'homme marche naturellement sur ses pieds, et, pour *essayer* de se tenir debout, il n'a pas eu besoin, grâce au ciel, de tout l'esprit d'un Descartes.

« *L'état sauvage* nous est aujourd'hui parfaitement connu. Indépendamment des récits fidèles qui nous sont venus de toutes parts, nous avons vu à Paris plusieurs sauvages. J'ai pu en étudier quelques-uns.

« Ces pauvres gens vivent tous nus, sans demeure, sans habitation fixe, sans autre subsistance que celle de leur chasse : quand la chasse est abondante, ils mangent beaucoup; quand la chasse manque, ils supportent la faim tristement, avec impatience; il leur *est même quelquefois arrivé de se manger entre eux*.

« Je ne leur ai trouvé d'autres désirs que les désirs qu'inspirent des besoins physiques; point de religion; point de mœurs, une curiosité stupide, quoique toujours éveillée; des habitudes plutôt que des règles; des liens de famille qui ne sont pas supérieurs à ceux que produit l'instinct; et cependant ces sauvages,

je parle des plus absolument sauvages... ces hommes sans religion, sans mœurs, sans règles,..... ces hommes recèlent tous
dans le fond du cœur le germe d'une foi cachée, et comme le
pressentiment obscur d'une autre vie, car ils croient qu'ils seront
transformés après leur mort en bons ou en mauvais *génies*, se-
lon qu'ils se seront bien ou mal conduits, et ils ne croient point
cela de leurs animaux. »

Ces dernières lignes prouvent une chose que peuvent attester
les auditeurs du cours de physiologie de la Faculté de médecine
de Paris, c'est que M. le professeur Bérard et son digne suppléant
ne pensent pas précisément comme M. Flourens ni même comme
ces sauvages dont il parle. Ces derniers ont du moins encore le
sentiment de la distance infranchissable qui les sépare des animaux.

III.

De la quantité de vie sur le globe.

« Dieu, dit Buffon, en créant les premiers individus de chaque espèce d'animal et de végétal, a non-seulement donné la
forme à la poussière de la terre, il l'a rendue vivante et ani-
mée..... » Partant de là, Buffon, dans un langage fort éloquent,
mais un peu creux, conclut à l'indestructibilité, à la perpétuité
des molécules vivantes et à la conservation, malgré des muta-
tions incessantes, de la même quantité de vie sur le globe.

M. Flourens, avec un sens plus droit, dégage l'idée juste con-
tenue, mais devenue méconnaissable sous les pompes du langage. « Je laisse bien vite, dit-il, à Buffon (pour lequel il pro-
fesse un respect bien mérité), le champ de ces spéculations
hardies. Je ne puis admettre son *fonds commun* de vie ; ce n'est
que dans la métempsycose que les *âmes* passent d'un être à
l'autre ; ses *molécules organiques* ne sont, comme les *monades*
de Leibnitz, qu'un de ces expédients philosophiques qu'on ima-

gine pour se tirer d'affaire, et qui n'en tirent point; et d'ailleurs,
dans Leibnitz, les *monades* sont bien indestructibles, mais
elles ne sont pas communes et réversibles.

« Au milieu de ces grandes vues de Buffon, plus compromises
que servies par le secours de l'hypothèse, je cherche l'idée juste,
car il y en a une; et c'est cette idée juste qui fait l'appui solide
d'une si haute éloquence. Je n'étudie *la vie* ni dans les *molécules
organiques*, ni dans les *monades*; j'étudie *la vie* dans les *êtres
vivants*, et je trouve deux choses : la première, que le nombre
des *espèces* va toujours en diminuant depuis qu'il y a des animaux sur le globe, et la seconde, que le nombre des *individus*,
dans certaines *espèces*, va toujours, au contraire, en croissant; de
sorte que, à tout prendre, et tout bien compté, le *total de la quantité
de vie*, j'entends le *total de la quantité des êtres vivants*, reste
toujours, en effet, et comme le dit Buffon, à peu près le même.

« Je dis, en premier lieu, que le nombre des *espèces* va toujours
en diminuant; et, de cette extinction, de cette disparition successive des *espèces*, nous avons des exemples certains, même pour
nos temps historiques. »

M. Flourens démontre, en effet, qu'un grand nombre d'espèces animales ont disparu, qu'il peut en disparaître encore.
Les révolutions du globe, des circonstances inconnues, et enfin
la volonté de l'homme, telles sont les causes de ces changements
dans le nombre des espèces.

« Et maintenant, dit-il, qu'on répète encore la phrase vulgaire : « que la nature dédaigne les individus, mais qu'elle con-
« serve les espèces avec un soin extrême! » La nature ne dédaigne pas moins les *espèces* que les *individus*; elle ne tient pas
plus compte des uns que des autres : chaque espèce disparaît
aussi à son tour, et les plus grandes comme les plus petites.
Nous trouvons, parmi les espèces *fossiles*, des animaux plus
grands que l'*éléphant*, et nous y en trouvons d'aussi petits que
la *souris* et la *musaraigne*. La *nature* n'est qu'un mot.

« Dieu, en créant un être qui *pût se connaître soi-même et le connaître*, a donné par cela même un maître à tous les êtres. « L'homme pense, dit Buffon, et dès lors il est maître des êtres « qui ne pensent point. »

« Tout en détruisant, d'un côté, les espèces nuisibles, l'homme a multiplié, de l'autre, et multiplié presque à l'infini tous les animaux utiles : par là même il a augmenté la *quantité de vie* sur la terre. « L'homme, dit Buffon, a fait choix d'une vingtaine « d'oiseaux et de mammifères, et ces vingt espèces figurent « seules plus grandement dans la nature, et font plus de bien « sur la terre que toutes les autres espèces réunies. Elles figurent « plus grandement, parce qu'elles sont dirigées par l'homme et « qu'il les a prodigieusement multipliées. »

On a pu voir, par ce qui précède, comment le judicieux physiologiste se rend compte de la *quantité de vie* sur la terre et sait réduire cette question dans de justes limites.

IV.

De la fixité des espèces.

Nous voici arrivés à la partie la plus importante du livre, à la question que je pourrais appeler *favorite* de l'auteur, car il l'a traitée plusieurs fois, et toujours avec un nouveau talent, celle de la fixité des espèces. Dans son histoire des travaux et des idées de Buffon, M. Flourens avait déjà consacré un chapitre à cette grande loi qui n'avait pas échappé au génie de l'illustre naturaliste : « L'histoire naturelle, disait alors son honorable commentateur, n'a pas de fait mieux démontré que celui de la fixité des espèces et, pour qui sait voir la beauté de ce grand fait, elle n'en a pas de plus beau. » Rien peut-être, en effet, ne révèle plus clairement l'existence du divin législateur qui non-seulement créa, mais encore conserve toutes espèces douées de

vie, suivant des types invariables qu'il n'appartient pas à l'homme
de mêler et de confondre[1]. Déjà Buffon, suivant la remarque
de M. Flourens, avait donné le caractère positif de l'espèce : *la
fécondité continue*. « La ressemblance des individus n'est, dit
Buffon, qu'une idée accessoire.... car l'âne ressemble au cheva.
plus que le barbet au levrier, et cependant le barbet et le levrier
ne font qu'une même espèce, puisqu'ils produisent ensemble des
individus qui peuvent eux-mêmes en produire d'autres; au lieu
que le cheval et l'âne sont certainement de différentes espèces,
puisqu'ils ne produisent ensemble que des individus viciés et
inféconds. » Tous les êtres dont l'union produit des êtres semblables à eux, lesquels peuvent en produire d'autres sont de la
même espèce, « à commencer par l'homme, continue Buffon, qui
est l'être le plus noble de la création. L'ESPÈCE EN EST UNIQUE[2],
puisque les hommes de toutes les races, de tous les climats, de
toutes les couleurs, peuvent se mêler et produire ensemble, et
qu'en même temps l'on ne peut pas dire qu'aucun animal appartient à l'homme, ni de près, ni de loin, par une parenté naturelle. » Cette doctrine, il faut en convenir, est un peu plus élevée
et un peu plus vraie que celle qui ne voit dans l'homme qu'un
singe perfectionné.

Dans son *Analyse des travaux de Cuvier*, M. Flourens avait
aussi traité cette question avec plus de développements et de juste
complaisance qu'à propos de Buffon. Il y revient dans son dernier
ouvrage et l'envisage sous de nouveaux aspects. Nous ne nous per-
mettrons qu'une légère objection : pourquoi dit-il, dans son avant-
propos, que la fixité des espèces est une question toute nouvelle?
Quelque jour nous reviendrons d'une manière spéciale sur cet
important sujet, et nous espérons démontrer, sans vouloir dimi-
nuer en rien la valeur des travaux de M. Flourens sur cette belle

---

1. L'homme peut à la rigueur détruire une espèce, il ne peut pas la changer.
2. N'en déplaise encore au professeur de physiologie de la Faculté de
Médecine.

question, que l'idée n'est pas précisément aussi nouvelle qu'il pourrait le laisser croire. Sans parler de Cuvier, de Buffon, et d'autres naturalistes moins modernes, on en trouve le germe dans Aristote, et il serait facile d'établir que le premier qui en fit la base de toute distinction entre les animaux fut, au milieu des prétendues ténèbres du moyen âge, l'illustre maître de saint Thomas, Albert le Grand.

Ces observations ne diminuent en rien le mérite de M. Flourens : il a traité cette question sous tant de faces, avec un si remarquable talent qu'il l'a faite sienne. La fixité, l'immutabilité des espèces est devenue pour lui une sorte de propriété scientifique. Dieu nous garde de contester ses droits.

Après avoir démontré que certaines espèces ont cessé d'exister, « on a vu, dit-il avec cette clarté de langage qui fait que je ne me lasse pas de le citer, on a vu qu'une foule d'espèces ont déjà disparu de la surface du globe. Les espèces disparaissent, cela est certain ; mais ce qui n'est pas moins certain, c'est que, tant qu'elles subsistent, elles subsistent les mêmes. Les espèces sont immuables.

« Il y a donc deux faits. Les espèces disparaissent, et les espèces sont fixes.

« Je sais bien qu'il s'est trouvé dans tous les temps des naturalistes et des écrivains qui ont soutenu que les espèces changeaient. Mais quelqu'un d'entre eux a-t-il jamais vu une espèce changer? Depuis deux ou trois mille ans qu'il y a des hommes qui observent et qui écrivent, une espèce quelconque, une seule a-t-elle changé? une seule s'est-elle transformée en une autre? Non sans doute. »

Il importe de constater que ce défi n'a pas été relevé par les partisans passionnés de la doctrine contraire qui n'admet pas que les espèces soient *incommunicables, qu'elles soient séparées par un intervalle que la nature ne peut franchir* [1], mais qui pro-

1. Buffon.

clament au contraire je ne sais quel *progrès continu* et quelles transformations successives du polype à l'homme. Les tentatives faites depuis déjà longtemps pour prouver le croisement des espèces, dans ces mêmes lieux où enseigne M. Flourens, par ses entreprenants adversaires, n'ont encore rien produit. Nous en sommes encore à des déclamations violentes, mais stériles comme les expériences qu'elles invoquent et qui leur font défaut; en voici un échantillon :

« Les naturalistes bibliques soutiennent l'immutabilité et l'éternité (*eh non! la perpétuité*) des espèces... Ce qui frappe, dans cette école qui ne craint rien tant que le doute et qui, dans *l'ignorance du principe des êtres*, ce qu'elle a de commun avec les autres zoologistes, affirme pourtant d'une manière si audacieusement positive, c'est qu'elle raisonne sous l'empire d'idées préconçues.... (*Dict. d'hist. natur.* de d'Orbigny, art. Espèces).

« Toutes les dissemblances qui servent à caractériser l'espèce se trouvent réunies dans les diverses races de l'espèce humaine, qui diffèrent entre elles par des caractères anatomiques, physiologiques, ethnographiques, qui les rendent aussi dissemblables, sous le rapport intellectuel surtout, que le cheval l'est du chien (*ibid.*).

« Un petit nombre (*constatons l'aveu*) de naturalistes, et l'on trouve parmi eux les hommes du plus haut mérite et de la plus noble indépendance, nient l'espèce absolue et ne voient que des individus soumis à toutes les modifications superficielles ou profondes que produisent les agents extérieurs.... Le polype, le poulpe ou l'homme sont renfermés dans de mêmes limites organiques; ils appartiennent seulement à différents degrés de l'évolution animale... La vie d'une molécule organique, animale ou végétale, est identique (*ibid.*).

« Tout ce qui est, est sans autre raison que les lois organiques qui régissent toutes la nature vivante....

« Toutes ces opinions *bâtardes*, enfants de la *timidité* ou *de*

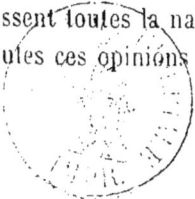

2

la peur, sont sorties de l'école *finaliste* qui explique tout ce qu'elle ne comprend pas par le moyen de cette doctrine ; et nous sommes au XIXᵉ siècle, *et nos pères ont souffert pour la vérité !* » (*ibid.*) — Quelles belles preuves de la *non-fixité* des espèces !

Voici maintenant comment s'exprime M. Is. Geoffroy Saint-Hilaire (*Hist. des anomalies*, p. 3, t. 606) : « Le système de la fixité des espèces, en d'autres termes, cette hypothèse toute gratuite que les espèces aujourd'hui existantes ont été créées initialement et se sont transmises immuables depuis leur origine, est encore la base presque universellement admise en zoologie... L'hypothèse de la fixité des espèces est à son tour devenue l'origine de tous les abus de la doctrine des causes finales qui, pour la plupart des zoologistes, ont si longtemps tenu lieu de toute philosophie. »

Nous le demandons à tout homme de bonne foi, ces déclamations répondent-elles à cette question si simple : Quelqu'un a-t-il jamais vu une espèce changer ? Peut-on donner la preuve qu'une espèce ait jamais changé ?

Le savant secrétaire de l'Académie des sciences procède autrement que ses contradicteurs. Il étudie toutes les causes qui pourraient modifier les espèces : les causes lentes, les causes violentes ou brusques, le croisement. Il démontre qu'aucune n'a jamais changé une espèce.

Il se passe souvent, dans le même animal, des modifications telles qu'on a pu le ranger à des époques diverses de son existence dans des espèces différentes. Avant Cuvier, on distinguait à tort le jeune orang-outang de l'orang-outang adulte ; suivant Buffon, le *pithèque*, le petit *cynocéphale* et le *magot* formaient trois espèces, tandis que ces trois espèces n'en forment qu'une. Qui ne connaît les *métamorphoses* des insectes ; celles de la grenouille qui, jeune, *a une queue, n'a pas de pattes et respire par des branchies.* et qui, adulte, *a des pattes, n'a pas de queue et respire par des poumons ?*

La nature, qui opère de pareils changements dans les individus, n'en opère pas cependant dans les espèces.

« Comment, si les espèces ont une tendance quelconque à se transformer, à passer de l'une à l'autre, le temps, qui, en toute chose, amène toujours tout ce qui peut être, n'a-t-il pas fini par révéler, par trahir cette tendance, par l'accuser?

« Mais le temps, me dira-t-on peut-être, le temps a manqué. Il n'a point manqué.

« Voici deux mille ans qu'écrivait Aristote, et nous reconnaissons aujourd'hui tous les animaux qu'il a décrits; et nous les reconnaissons aux caractères qu'il leur assigne : nous reconnaissons son *hippélaphe* dans notre *cerf à crinière*, son *mulet sauvage* dans notre *hémione*, etc., etc.; Cuvier a pu écrire cette phrase, si remarquable au point de vue qui m'occupe : « L'his-« toire de l'éléphant est plus exacte dans Aristote que dans « Buffon. »

« On nous a rapporté, on nous rapporte chaque jour d'Égypte les restes d'animaux qui vivaient il y a deux et trois mille ans : de *bœufs*, de *crocodiles*, d'*ibis*, etc., etc.; les *bœufs*, les *crocodiles*, les *ibis* actuels ne diffèrent en rien de ceux-là. Nous avons sous les yeux des *momies humaines* : le squelette de l'homme d'aujourd'hui est le même, absolument le même, que le squelette de l'homme de l'antique Égypte.

« Ainsi donc, depuis deux ou trois mille ans, depuis les observations d'Aristote, depuis les *momies* conservées d'Égypte, aucune espèce n'a changé. Une expérience qui dure depuis deux ou trois mille ans n'est plus une expérience à faire; c'est une expérience faite : les espèces ne changent point. »

M. Flourens se demande si les causes violentes, si les révolutions du globe ont produit quelque effet sur la fixité des espèces. « Un grand nombre d'espèces, dit-il, ont disparu, aucune n'a dégénéré. » On faisait l'objection suivante à Cuvier : Nos espèces ne sont-elles pas des produits modifiés des espèces perdues?

« Mais, répondait Cuvier, si les espèces ont changé par degrés, on devrait trouver des traces de ces modifications graduelles : entre le palæothérium et les espèces d'aujourd'hui on devrait découvrir quelques formes intermédiaires, et jusqu'à présent cela n'est point arrivé. Pourquoi les entrailles de la terre n'ont-elles point conservé les monuments d'une généalogie si curieuse, si ce n'est parce que les espèces d'autrefois étaient aussi constantes que les nôtres [1] ? »

« Je partage les espèces perdues, dit M. Flourens, en deux classes : ou elles sont très-nettement distinctes des nôtres, et alors elles n'ont pas dégénéré, elles ne sont pas devenues les nôtres ; ou elles en sont si voisines qu'on ne peut les en distinguer, qu'elles n'en sont pas distinctes, qu'elles sont les mêmes. Ces espèces, restées les mêmes, ont bien moins dégénéré encore

« Les chevaux fossiles ne diffèrent en rien des chevaux actuels : ce sont les mêmes chevaux. Le type du cheval n'a donc point été altéré par les révolutions du globe. »

Le croisement des espèces, si les espèces pouvaient varier, serait assurément le mode le plus simple, le plus naturel de leurs variations. Mais, lorsque deux espèces voisines s'unissent ensemble, leurs produits sont frappés de stérilité. Il y a une loi invariable qui s'oppose à ce qu'on puisse faire varier indéfiniment les types de la création. Ainsi donc, unissez deux individus d'espèce distincte, vous obtenez un produit nouveau qui tient des deux : « Voilà donc, dit M. Flourens, un commencement d'espèce nouvelle, mais cette espèce artificielle n'est pas durable.

« Le cheval et l'âne, l'âne, le zébre et l'hémione, le loup et le chien, le chien et le chacal, le bouc et le bélier, le daim et l'axis, etc., s'unissent et produisent ensemble ; mais les individus nés de ces unions croisées, ces individus mélangés n'ont qu'une *fecondité bornée*.

1. *Disc. sur les révol. de la surf. du globe.*

On cite quelques exemples de mules qui ont produit avec le cheval ou l'âne; on n'en cite point de mules qui aient produit avec le *mulet*.

« Les métis de chien et de loup sont stériles dès la troisième génération; les métis de chacal et du chien le sont dès la quatrième. »

Ce qu'il y a de plus remarquable, c'est que si l'on unit les métis à des individus de l'une des deux espèces dont ils proviennent, leurs produits se rapprochent de cette espèce, jusqu'à ce qu'ils y retournent complétement, suivant une loi constante qui tend sans cesse à rétablir l'un des types primitifs.

Si l'on continue à accoupler, de génération en génération, les produits de l'union du chacal et du chien avec des individus de l'espèce chien, voici quels résultats on obtient.

« Le métis de seconde génération n'aboie pas encore, mais il a déjà les oreilles pendantes par le bout; il est moins sauvage.

« Le métis de troisième génération aboie; il a les oreilles pendantes, la queue relevée; il n'est plus sauvage.

« Le métis de quatrième génération est tout à fait chien.

« Quatre générations ont donc suffi pour ramener l'un des deux types primitifs, le type chien; et quatre générations suffisent de même pour ramener l'autre type, le type chacal.

« Ainsi donc, ou les métis, nés de l'union de deux espèces distinctes, s'unissent entre eux, et ils sont bientôt stériles; ou ils s'unissent à l'une des deux tiges primitives, et ils reviennent bientôt à cette tige : ils ne donnent, dans aucun cas, ce qu'on pourrait appeler une espèce nouvelle, c'est-à-dire une espèce intermédiaire durable. »

Il y a cependant dans chaque espèce, l'immutabilité fondamentale de l'espèce une fois mise hors de cause, il y a deux tendances très-manifestes : 1° une tendance à varier dans de certaines limites; 2° une tendance à conserver les modifications acquises. C'est ce qui explique les races. « Les races, dit M. Flourens dans un langage pittoresque, sont les variations des touches accessoires *de l'espèce.* » On pourrait peut-être ajouter une troisième tendance à varier, c'est celle qui produit cette infinie variété que l'on observe entre individus d'une même espèce, dont on ne trouverait pas deux absolument semblables; mais ces différences sont encore plus superficielles que celles qui distinguent les races.

Ces dernières ont une très-grande importance pratique; en effet, on peut les accroître, les rendre excessives; on peut aussi les corriger et les restreindre.

« Mais ces deux forces réunies, la tendance primitive à *variation* et la *transmission* successive des variations acquises, jusqu'où vont-elles? Vont-elles jusqu'à faire sortir une *race* de son *espèce,* jusqu'à faire que cette *race* ne soit plus féconde avec les autres *races* de son *espèce ?* Nullement.

« Toutes nos *races,* et le nombre en est presque infini, de chiens, de chevaux, de brebis, de chèvres, etc., sont, dans chaque *espèce,* fécondes entre elles, et continûment, indéfiniment fécondes.

« L'*espèce* n'est point une *race;* ce n'est point celle-ci plutôt que celle-là; ce n'en est point une préférablement aux autres, et c'est là ce qu'il faut bien remarquer : l'*espèce* est un ensemble donné de *races.*

« Toutes les *races* de chiens composent l'*espèce* du chien, toutes les *races* de chevaux celle du cheval, toutes les *races* de chèvres celle de la chèvre, etc., etc.

« Et toutes ces *races* ont également, pour souche et pour limites, l'*espèce.* Toutes viennent de l'*espèce,* et aucune n'en sort. Toutes en viennent par la génération, et toutes y restent attachées par la génération, par la communauté de sang, de germe, de reproduction. »

Ces considérations si justes, si vraies, rendent bien facile la solution du problème des races humaines que certains naturalistes et physiologistes se sont plu à compliquer et à rendre obscur.

« Les changements, dit Buffon, sont devenus si grands et si ensibles dans l'espèce humaine qu'il y aurait lieu de croire que te nègre, le lapon et le blanc forment des espèces différentes si l'on n'était assuré... que ce blanc, ce lapon et ce nègre, si dissemblants entre eux, peuvent cependant s'unir ensemble et propager en commun la grande et unique famille de notre genre humain. »

Ainsi donc, si les races sont des modifications secondaires su perficielles de l'espèce, elles conservent « un caractère profond, lequel constitue l'unité, l'identité, la réalité de l'espèce, savoir, la *fécondité continue*, et ce caractère *ne varie point* : il est immuable.

« Ainsi donc, toujours données par l'*espèce*, et ne sortant jamais de l'*espèce*, les *races* ne l'altèrent point, ne la dénaturent point, et ce qui, mal compris, a fait dire que les espèces *varient*, étant mieux compris, nous fait voir qu'elles varient, en effet, mais qu'elles ne varient toutefois qu'entre certaines limites infranchissables et fixes.

« Les *races* sont la limite extrême de la variation des *espèces*.»

V.

De la continuité de la vie.

M. Flourens, sans expliquer la continuité de la vie dans l'espèce, fait ressortir ce fait remarquable de la transmission de l'existence. Pour chaque espèce, la vie n'a commencé qu'une fois ; dès ce moment elle a été transmise d'un individu à un autre, et sans interruption, dans toutes les espèces qui existent encore. Celles où une rupture s'est faite dans *le fil continu de la vie* ont disparu de la surface du globe. Ces espèces perdues ne renaissent plus.

Le célèbre physiologiste n'admet pas les *générations sponta-*
nées. Ne va-t-il pas trop loin, et ne doit-on pas, au moins, dans
l'état présent de la science, réserver cette question qui, du reste,
n'est pas suffisamment discutée dans le livre dont nous rendons
compte? L'hypothèse des générations spontanées, qui n'a pas
d'aussi fâcheuses conséquences qu'on a pu l'imaginer, ne
s'applique qu'à une infime exception. Elle ne peut infirmer
la loi de l'espèce, de la fixité, de la continuité de l'espèce, et
n'empêche pas de dire, d'une manière générale, avec M. Flourens : « la vie ne naît que de la vie ; tout être vivant vient d'un
parent [1]..... les individus périssent, mais la vie ne périt pas ;
avant de périr ils l'ont transmise. »

M. Flourens combat avec talent la théorie de la préexistence
des germes ; il lui oppose avec raison ses expériences sur
l'accroissement des espèces. Le métis provenant de l'union de la
chienne et du chacal est un animal moitié chien, moitié chacal.
« Comment concilier ce résultat avec la préexistence du germe !
Si le germe préexiste dans la chienne, il y est tout chien, il n'y
est pas d'avance moitié chacal et moitié chien : certainement la
moitié chacal ne préexiste pas dans la chienne. » Aux générations suivantes, en unissant un métis femelle avec un chien, on
obtient un métis qui n'est plus qu'un tiers de chien, qu'un quart
de chien, qui finit enfin, à la quatrième génération, par n'avoir
plus rien du chien. Il faudrait donc admettre qu'on eût changé
un germe de chien en un germe de chacal. On peut faire en sens
inverse l'expérience et le raisonnement.

M. Flourens a encore meilleur marché de la théorie des *ger-*
mes reproducteurs imaginés pour expliquer la reproduction de
certaines parties du corps dans quelques espèces ; il cite les
expériences de Bonnet et les siennes :

« J'ai coupé, dit-il, des *naïdes* en dix, en douze, en quinze,
en vingt morceaux. Chaque morceau coupé, après quelques

1. Mieux vaut dire de parents.

contorsions, devient immobile : bientôt son épiderme se détache et l'enveloppe comme d'une sorte de cocon. Dès le deuxième ou troisième jour, les deux bouts du fragment de *naïde* paraissent déjà allongés, coniques, à demi transparents : c'est un commencement de reproduction de la tête et de la queue. Au bout de trois, le morceau coupé se dégage de son enveloppe, et l'on a sous les yeux une *naïde* complète. A chaque extrémité, on voi trois ou quatre anneaux de nouvelle formation, et que l'on distingue facilement des anciens, parce qu'ils sont beaucoup plus pâles.

« Si l'on coupe la patte d'une *salamandre*, cette patte repousse : si on la coupe une seconde fois, une troisième, elle repousse encore.

« J'ai fait l'anatomie des nouvelles pattes, et j'y ai trouvé les mêmes os que dans les pattes primitives : dans les pattes de devant, un *humérus*, un *radius* et un *cubitus*, un *carpe*, un *métacarpe* et *quatre doigts*; dans les pattes de derrière, un *fémur*, un *tibia* et un *péroné*, un *tarse*, un *métatarse* et *cinq doigts*; j'y ai trouvé les mêmes *muscles*, les mêmes *vaisseaux*, les mêmes *nerfs*, etc. »

Tout cela se reproduit suivant un type invariable. M. Flourens a bien raison de dire quelque part que *la forme est bien plus persistante que la matière*.

Il oppose ce qu'il appelle la force de reproduction à ces germes dont il fallait admettre de véritables subdivisions, telles que des moitiés, des tiers, des quarts de germes, pour refaire la moitié, le tiers, le quart d'un membre coupé, et qui, comme dit Bonnet, ne contenaient précisément *que ce qu'il s'agit de remplacer.* L'auteur ne se dissimule pas que la force reproductive n'*explique* pas les phénomènes de formation [1] pour lesquels les germes

---

1. « J'ai fait voir, par mes expériences sur la *formation des os*, que, tandis qu'un os se développe, il change, il se renouvelle, il se fait, il se défait, il se refait sans cesse.

« Quand un os croît en grosseur ou en longueur, il ne se *gonfle* pas pour

partiels et locaux avaient été inventés. Il se défend de vouloir
expliquer; « il est bon, ajoute-t-il, de comprendre clairement
(dit Malebranche, et avec un sens très-profond), qu'il est des
choses qui sont absolument incompréhensibles. » A ce propos
M. Flourens dit : je cite la définition d'un ancien physiologiste :
« La vie est l'opposé de la mort. » On rit.

« Je cite définition de Bichat : «La vie est l'ensemble des
« facultés qui résistent à la mort. » On ne rit plus. Bichat ne
fait pourtant que répéter en termes un peu emphatiques la définition naïve du vieux physiologiste. »

VI.

De l'apparition de la vie sur le globe et des rapports du récit de Moïse avec les monuments de la nature.

Nous ne pouvons suivre l'auteur dans ses appréciations des
remarquables travaux qui ont précédé ceux de Cuvier sur les
révolutions du globe. Il raconte avec charme l'histoire des travaux entrepris sur l'enigme des coquilles fossiles dont Bernard
Palissy fut l'OEdipe. Les philosophes, qui ne voulaient point
admettre ce témoignage de *l'antique séjour des eaux sur les terres,*
admirent que l'existence de coquillages jusque sur le sommet des
plus hautes montagnes n'était qu'un *jeu de la nature.* « Il fallait

---

devenir plus gros, il ne s'*étend* pas pour devenir plus long. L'os change continuellement de *corps,* de *têtes;* il change continuellement de *matière* pendant
qu'il s'accroît. Pour mieux dire encore, et pour dire tout, ce n'est pas le même
os qui s'accroît : c'est une suite d'os qui disparaissent, et une nouvelle suite
d'os qui se forment.

« Ce n'est pas le *même os* qui devient plus gros, ce n'est pas le *même os* qui
devient plus long : à un os d'une grosseur donnée succèdent des os de plus
en plus gros, à un os d'une longueur donnée succèdent des os de plus en
plus longs.

« Où sont les *germes* de ces os successifs, de ces os constamment résorbés
par le *périoste interne,* à mesure qu'ils sont constamment reproduits par le
périoste externe? »

être bien philosophe, à la manière de ce temps-là, dit M. Flourens, pour ne pas voir dans les coquilles fossiles de véritables
coquillages. Eh bien! cette idée absurde du XVIᵉ siècle règne
encore au XVIIᵉ, où Stenon, Scilla, le grand Leibnitz la combat-
tent. Elle règne au XVIIIᵉ, où Buffon la combat dans Voltaire,
comme je l'ai dit ailleurs. L'absurde a toujours quelqu'un qui
le représente, et n'a pas toujours un Voltaire. »

A propos de Scilla, l'un des hommes qui ont le plus contri-
bué à élucider cette question, voici une anecdote que rapporte
M. Flourens, et qui a bien sa valeur : Rencontrant un jour, en
Calabre, une montagne de coquilles fossiles, Scilla fut frappé d'é-
tonnement à la vue de cette masse énorme de corps marins, et,
n'en comprenant pas l'origine, il interrogea les habitants des lieux.
« Ces bonnes gens lui répondirent tont simplement que cela
venait du déluge. » Ces bonnes gens-là en savaient plus long et
disaient plus vrai que les philosophes.

Après les travaux de Bernard Palissy et de Scilla, M. Flourens rappelle ceux de Stenon dans le même sens, de Stenon qui
fut à la fois l'une des illustrations de la médecine et l'une des
gloires de l'Église, de Stenon le célèbre anatomiste, le premier
vrai géologue, comme l'appelle Deluc, et qui fut en même temps
évêque et vicaire apostolique pour le nord de l'Europe. Les travaux de Woodward et ceux de Stenon semblent inspirés par une
idée commune, la disposition de la terre par couches. « Tous
deux ont vu, dit M. Flourens, l'étonnant rapport de toutes
ces choses avec le déluge raconté dans le plus sacré de nos livres.

« Relativement au premier état de la terre, dit Stenon, la na-
« ture et l'écriture sont d'accord sur ce point, que tout était cou-
« vert par les eaux[1]. »

« Et Woodward dit : Quant à Moïse... je prends la liberté
« d'examiner la rigueur de ce qu'il nous a rapporté en le com-

---

1. *De solido intra solidum*, etc., p. 69 : « De prima terræ facie in eo Scrip-
« tura et natura consentiunt, quod aquis omnia tecta fuerint. »

« parant avec les choses,... et, voyant que son histoire est tout
« à fait conforme à la vérité, je le déclare ingénûment [1]. »

Viennent ensuite les travaux de Leibnitz et de Fontenelle,
qui préparent ceux de Buffon. Buffon compte *sept* grandes
époques de la nature et fait la chronologie du globe.

« La science de nos jours nous a appris, et ceci est l'enseignement le plus grand qu'elle put nous donner, que ce monde,
et, pour nous borner ici à cette partie du monde qui nous occupe,
que ce globe est un *ouvrage de main*, l'ouvrage d'une main di-
vine, qu'il a eu son origine, son développement, ses progrès
successifs, qu'il a commencé sous une forme, qu'il s'est continué
sous une autre, que de celle-ci il a passé à une troisième, qu'un
moment est arrivé où la *vie* a pu enfin paraître, qu'elle a paru;
et que, depuis qu'elle a paru, elle a été souvent troublée par de
grands et terribles événements. »

« La vie, nous dit Cuvier, a été troublée sur la terre par des
« événements effroyables. Des êtres vivants sans nombre ont été
« victimes de ces catastrophes : les uns, habitants de la terre
« sèche, se sont vus engloutis par des déluges; les autres, qui
« peuplaient le sein des eaux, ont été mis à sec avec le fond des
« mers subitement relevé; leurs races mêmes ont fini pour
« jamais, et ne laissent dans le monde que quelques débris à
« peine reconnaissables pour le naturaliste.... »

Le dernier de ces cataclysmes est resté dans la mémoire des
hommes. « Le dernier déluge, dit M. Flourens, est le grand souvenir que les hommes se sont transmis; et, quoiqu'il paraisse
fort ancien quand on le compare à ce que nous appelons ancien
dans nos chroniques ordinaires, il l'est néanmoins fort peu.
C'est là ce que Deluc a bien vu : il a bien vu la date du récent
déluge, grand fait vainement révoqué en doute, et le rapport
étonnant de tout ce que nous présente la surface du globe avec

---

1. *An essay towards the natural history of the earth*, etc. : trad. franç.,
p. VIII.

tout ce que nous dit le récit de Moïse. Son livre [1], plein d'intérêt, malgré bien des longueurs, bien des digressions, bien des complications inutiles, a mérité le beau titre de *Commentaire de la Genèse*. »

Deluc s'appuyant sur ce qu'il appelle les *chronomètres naturels* démontre que nos *continents ne sont point anciens*, que leur origine ne remonte pas à plus de cinq à six mille ans et que « le premier de nos livres sacrés, la *Genèse* renferme la vraie histoire du monde [2]. »

Buffon avait dit déjà : « Depuis la fin des ouvrages de Dieu, c'est-à-dire depuis la création de l'homme, il ne s'est écoulé que six ou huit mille ans; » mais on mettait la phrase de Buffon sur le compte de sa complaisance pour la Sorbonne.

Cuvier confirme l'opinion de Deluc et de Buffon (*Discours sur les révol. de la surf. du globe*).

« Je pense, dit-il, avec MM. Deluc et Dolomieu, que s'il y a quelque chose de constaté en géologie, c'est que la surface de notre globe a été victime d'une grande et subite révolution, dont la date ne peut remonter beaucoup au delà de cinq ou six mille ans..... »

« En examinant bien, dit encore Cuvier, ce qui s'est passé « sur la terre, depuis qu'elle a été mise à sec pour la dernière « fois, et que les continents ont pris leur forme actuelle, l'on « voit clairement que cette dernière révolution, et, par consé- « quent, l'établissement de nos sociétés actuelles, ne peuvent « pas être très-anciens. C'est un des résultats à la fois les « mieux prouvés et les moins attendus de la saine géologie,

---

1. *Lettres physiques et morales sur l'histoire de la terre et de l'homme*, etc, 1779.

2. « Ce que je remarque surtout dans Deluc, dit M. Flourens, c'est la noble idée qu'il a de la science, qui n'est point en effet la science pour s'arrêter aux choses, qui s'élève plus haut, et, pour rappeler ici la belle parole de l'orateur romain, *saisit presque* celui qui les modère et les régit, « ipsumque ea moderantem et regentem pene prehendit. »

« résultat d'autant plus précieux qu'il lie d'une chaîne non
« interrompue l'histoire naturelle et l'histoire civile. »

M. Élie de Beaumont tire la même conclusion de l'étude des
Deltas et des Dunes (*Cours de géologie pratique*).

On le voit, les plus illustres savants ont reconnu dans les
Monuments de la nature la confirmation scientifique du récit de
la Genèse, et, en particulier, les preuves du dernier déluge et
de sa date récente. « Il y a eu un déluge, dit M. Flourens,
Moïse l'a dit, et la terre entière le dit et le *raconte* comme
Moïse.... Ce n'est pas la Genèse seule qui nous a gardé le
souvenir de ces grandes choses, la mémoire en est partout. « La
« tradition du déluge universel, dit Bossuet, se trouve par toute
« la terre (*Discours sur l'Histoire universelle*). »

Est-il besoin, après ces éclatants témoignages, de rappeler
les honteux et inutiles efforts de la philosophie pour démontrer
la *fausseté* des livres saints? faut-il rappeler le triomphe
éphémère du fameux auteur de l'*Origine de tous les cultes*, qui
soutenait, aux grands applaudissements de son siècle : « que le
monde n'avait pas été fait, qu'il avait toujours existé et qu'on
ne l'avait point vu naître ? »

Tout le monde connaît l'histoire du Zodiaque de Denderah,
les folles déductions qu'on crut en pouvoir tirer en faveur de
l'*antiquité du monde* et contre la chronologie sacrée; tout le
monde sait aussi comment finit cette mystification. Mais à quoi
bon rappeler ces misères et ressusciter des morts?

On nous reprochera peut-être d'avoir trop *cité* M. Flourens;
nous avons cru devoir laisser au lecteur le plaisir d'entendre
directement un homme qui parle si juste et si bien, et nous ne
croyons pas pouvoir mieux faire, en terminant cette analyse,
que de lui laisser, encore une dernière fois, la parole :

« Nous venons de jeter un coup-d'œil rapide sur un grand
spectacle.

« La *vie* n'a pas toujours été sur ce globe.

« Pour qu'elle pût s'y établir, il a fallu que la température en fût assez refroidie, que la surface en fût consolidée, que l'air s'y fût dégagé des eaux, que toutes les matières solides, liquides, gazeuses y eussent pris chacune leur état propre ; et, quand toutes ces choses ont été amenées à ce point voulu, la même MAIN, qui les y avait conduites, a créé la *vie* et l'a répandue sur la terre.

« Pour que les animaux pussent exister, il leur fallait une certaine température ; pour qu'ils pussent se nourrir, il leur fallait un certain ensemble de substances végétales et animales ; pour que les animaux pussent respirer, il leur fallait un certain air ; il fallait que dans cet air se trouvât un élément *respirable ;* il fallait que cet élément *respirable* s'y trouvât constamment, et constamment dans une proportion donnée.

« Newton démontrait Dieu. La loi unique, qui préside à tous les globes de l'Univers, lui révélait Dieu, et l'unité de Dieu.

« De même, toutes ces conditions nécessaires à la *vie*, et dont une seule manquant, la *vie* était impossible, la température, l'eau, l'air, etc., toutes ces conditions nécessaires, si admirablement combinées et préparées pour le moment précis où devait paraître la *vie*, prouvent Dieu et un seul Dieu. »

A propos de presque toutes les questions que soulève ce livre, nous avons entrevu deux camps opposés, deux doctrines perpétuellement en lutte, si l'on peut s'exprimer ainsi, deux sciences ennemies, la science chrétienne et la science anti-chrétienne ou rationaliste. Au XVIIIᵉ siècle, la plus formidable expression de cette dernière fut la Ligue *encyclopédique*. Une heureuse réaction s'est faite depuis cinquante ans dans les sciences naturelles ; Cuvier a noblement relevé un drapeau que M. Flourens tient aujourd'hui avec honneur. D'autres travaux importants témoignent d'un retour incontestable vers la vérité ; mais, en présence des efforts incessants de l'erreur, nous faisons appel à tous les hommes de bonne volonté, nous leur rappelons la nécessité d'une croisade intellectuelle contre les mauvaises doctrines, et nous les convions à travailler, chacun dans sa sphère, à l'édification d'un monument scientifique qu'on puisse opposer à celui du siècle, improprement appelé philosophique; à prouver, dans toutes les connaissances humaines, combien la science perd, s'obscurcit, se dégrade, combien, au contraire, elle s'élève et s'éclaire, quand elle se rapproche de ce pur foyer de lumière; nous les convions en un mot, à réaliser ce vœu d'une *Encyclopédie chrétienne*, dont ce journal[1] est l'expression, dans le domaine des sciences médicales.

1. L'ART MÉDICAL, journal de médecine générale et de médecine pratique.

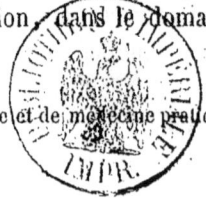

Paris. — Typographie de Gaittet et Cie, rue Git-le-Cœur, 7.

www.ingramcontent.com/pod-product-compliance
Lightning Source LLC
Chambersburg PA
CBHW070739210326
41520CB00016B/4496